ÉTUDE

SUR LE

TRAITEMENT CURATIF DES VARICES

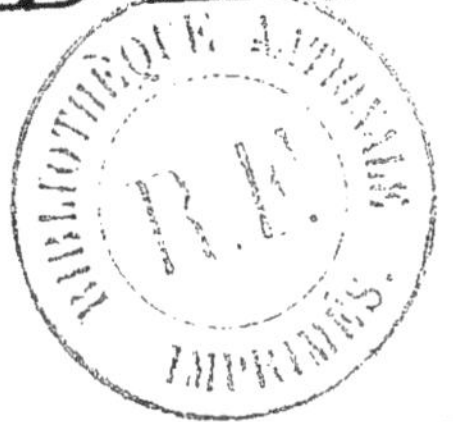

PAR

Jean-François-Marie-Antoine-Eugène MICHAUD,

Docteur en médecine de la Faculté de Paris.

PARIS

A. PARENT, IMPRIMEUR DE LA FACULTÉ DE MÉDECINE,

31, RUE MONSIEUR-LE-PRINCE, 31.

1876

ÉTUDE

SUR LE

TRAITEMENT CURATIF

DES VARICES

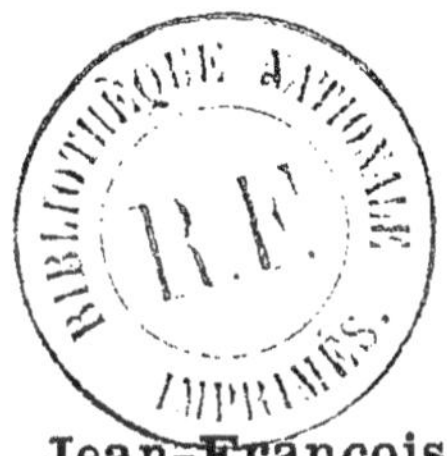

PAR

Jean-François-Marie-Antoine-Eugène MICHAUD,

Docteur en médecine de la Faculté de Paris.

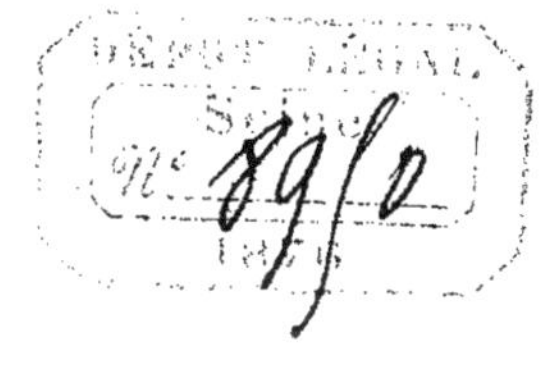

PARIS

A. PARENT, IMPRIMEUR DE LA FACULTÉ DE MÉDECINE,

31, RUE MONSIEUR-LE-PRINCE, 31.

1876

A LA MÉMOIRE

DE MA MÈRE

A MON PARENT

M. CH. NADAUD

A MON PREMIER MAÎTRE

LE Dr J.-B. PETIT

Médecin en chef de l'Asile public des Aliénés de Nantes.

A M. LE Dr BENJAMIN ANGER

Chirurgien des hôpitaux,
Professeur agrégé à la Faculté de médecine de Paris.

A M. LE PROFESSEUR GOSSELIN

Professeur de clinique chirurgicale à la Faculté de Paris,
Chirurgien de la Charité,
Membre de l'Académie de médecine.

ÉTUDE

SUR LE

TRAITEMENT CURATIF

DES VARICES

INTRODUCTION

Dans le courant de l'année 1875, M. le professeur Rigaud, de Nancy, en présentant à l'Académie des sciences un mémoire sur une nouvelle méthode de traitement curatif des varices, souleva au sein de cette Assemblée une certaine émotion. Il s'agissait en effet de la dénudation et de l'isolement des veines. Les conclusions de l'auteur avaient pour base de nombreuses observations, mais la susceptibilité de la paroi veineuse étant donnée, il était permis de s'effrayer un peu, d'autant plus que le professeur Rigaud avait limité son travail à une énumération de faits cliniques, énumération abondante il est vrai, mais aussi sèche de toute interprétation sur la physiologie pathologique de la nouvelle méthode. Il y avait là une lacune parfaitement capable de justifier le doute sinon la crainte, malgré l'honnêteté scientifique bien connue de l'auteur.

A cette occasion, nous avons pensé qu'une étude comparative, faite dans la mesure de nos forces, au point de vus de la physiologie pathologique, entre les diverses méthodes de cure radicale des dilatations variqueuses des veines, présenterait peut-être quelque intérêt, et nous avons résolu d'en faire le sujet de ce travail.

Il nous a paru très-important de mettre à profit les expériences faites sur la coagulation du sang et sur l'oblitération des veines, et de les faire entrer comme élémente d'appréciation dans le choix d'une méthode; ici, en effet, l'observation clinique se trouve dans des conditions particulièrement fâcheuses : dans l'immense majorité des cas, le chirurgien est réduit à observer son malade uniquement pendant son séjour à l'hôpital, qui se prolonge un ou deux mois au plus; puis le malade sort guéri ou dans un éta d'amélioration qui lui fait souhaiter sa sortie; à partir de ce moment il nous échappe, cependant, il est de toute évidence, qu'à cette époque, l'observation est très-incomplète; aussi n'est-il pas commun de rencontrer dans les travaux écrits sur ce sujet, des observations contrôlées après le laps de temps nécessaire pour juger définitivement les résultats acquis, et par conséquent l'efficacité du moyen employé. Quant à l'innocuité, on est plus heureux ; des complications telles que la phlébite, l'infection purulente, se produisent dans un délai assez rapproché pour pouvoir être constatées. Dans l'impossibilité où l'on se trouve d'établir numériquement, pour les succès, et pour les accidents, une proportionnalité ayant une valeur suffisante pour s'imposer comme jugement définitif, comment suppléer à cette insuffisance, où trouver des éléments de jugement complémentaires, sinon dans l'étude des faits fournis par l'expérimentation et dans celle du processus curateur ? Du reste, l'observation clinique, dont nous sommes loin de contester l'importance, nous fournira dans cette étude même des éclaircissements, en nous offrant le tableau des modifications, soit locales, soit générales, survenues dans l'organisme et dans l'état physiologique des malades opérés.

Rechercher dans les méthodes tant anciennes que modernes, quel est le mode d'oblitération du canal veineux, quelles sont les garanties qu'il nous offre contre le retour de la perméabilité du vaisseau, et aussi contre les hémorrhagies et l'infection purulente, tel sera l'objet de ce travail, dans lequel nous insisterons spécialement sur les méthodes qui règnent de nos jours dans la pratique chirurgicale.

Dans un premier chapitre, nous résumerons les nombreux inconvénients des varices qui, d'après les auteurs, nous démontrent la nécessité d'un traitement curatif.

Enfin, dans un second chapitre, nous comparerons entre elles, au point de vue du mécanisme, les différentes méthodes mises en usage de nos jours ou plus anciennement.

CHAPITRE I

Pour avoir sous les yeux le tableau complet des inconvénients et des accidents causés par les varices, il suffit de puiser dans sa mémoire les différents faits qu'il est donné à chacun de nous d'observer dans les hôpitaux, et de parcourir les nombreux travaux écrits sur ce sujet.

Il y a des varices qui ne causent à certains malades qu'une légère infirmité, parfaitement compatible avec la santé et le fonctionnement normal du membre inférieur;

on en a vu d'autres amener la mort, et même la mort subite. Ces deux ordres de faits, qui correspondent à des degrés très-opposés de gravité, sont séparés par une multitude de cas susceptibles de donner lieu à des phénomènes variables, à des accidents plus ou moins graves, suivant que la phlébectasie est plus ou moins prononcée. Cette dernière proposition est vraie du moins d'une manière générale, car il arrive aussi qu'on voit, chez certaines personnes, des jambes couvertes de veines dilatées outre mesure, sans qu'elles causent beaucoup de douleurs à ceux qui les portent. Ces exceptions, pour ainsi dire capricieuses, sont consignées dans les remarquables travaux de M. le professeur Verneuil, auquel revient l'honneur d'avoir enrichi de nouveaux éléments la pathologie des varices.

Au degré le plus bénin de la maladie, on aperçoit sur le trajet des veines du membre inférieur, et principalement le long des veines saphènes, quelques flexuosités qui d'ailleurs ne causent aucune gêne. Les choses peuvent sans doute en rester là, surtout lorsqu'on a affaire aux personnes de la classe aisée. Pour celles-là, en effet, il est facile de se prémunir contre l'avenir, en se mettant dans les conditions hygiéniques les plus favorables; elles peuvent se dispenser des travaux excessifs, des marches prolongées, en un mot, il leur est permis de se tenir en dehors des conditions étiologiques les plus puissantes de la phlébectasie portée à un haut degré.

Mais en est-il de même pour les populations nécessiteuses dont le triste apanage consiste à travailler durement et sans relâche pour éviter la misère? Evidemment non. Sans entrer dans le détail des diverses professions qui leur sont propres, on peut dire que la plupart d'entre elles soumettent ceux qui les exercent à des efforts considérables, répétés chaque jour un grand nombre de fois, à des attitudes très-fatigantes, comme la station verticale pendant une journée tout entière. Ici les causes capables de gêner la circulation du sang en retour se trouvent réalisées et souvent réunies. Cette situation est-elle comparable, au point de vue qui nous intéresse, à celle de cette autre homme qui a le loisir, dès les premières atteintes du mal, de placer dans la position horizontale sa jambe doucement soutenue par une chaise longue ; de multiplier sans réserve les heures qu'il peut attribuer au repos, de compter pour ainsi dire les pas de sa promenade? La différence entre ces deux situations est saisissante ; aussi voyons-nous le chirurgien Valette, de Lyon, nous dire dans sa *Clinique* : « L'opportunité du traitement curatif ne saurait être mise en doute que par des chirurgiens placés dans des conditions spéciales, et qui n'ont pas eu l'occasion d'observer les accidents dont je parle et dont je n'exagère pas la gravité, vous allez en juger. »

Lorsque cet état de flexuosité des veines que nous avons considéré comme le début de la maladie est constitué, il suffit quelquefois pour donner lieu à des phénomènes fort incommodes ; ainsi, il est ordinaire de voir vers le soir les jambes augmentées de volume, particulièrement chez ceux qni ont beaucoup fatigué dans la journée. Alors les jambes sont le siége d'un gonflement parfois considérable, accompagné de tension douloureuse ; un peu plus tard, le travail de toute une journée n'est plus nécessaire pour provoquer ces phénomènes, ils sont la suite naturelle d'un travail même peu prolongé ; déjà un sérieux empêchement aux occupations journalières résulte de cette facilité avec laquelle le membre inférieur devient gonflé et douloureux, le sujet ne pouvant se livrer à aucun travail que la fatigue n'arrive promptement.

Mais bientôt ces phénomènes, qui tout d'abord peuvent disparaître sous l'influence du repos, deviennent permanents. En effet, la gêne de la circulation entraîne des modifications profondes dans la nutrition du membre inférieur, et par suite, des altérations de tissu qui ont une tendance à devenir de jour en jour plus prononcées. Sur certains points, la peau change de couleur, elle offre une coloration brune plus ou moins foncée, elle peut présenter aussi une teinte ecchymotique, elle devient le siége de dermatoses diverses; envahie par l'œdème et l'induration, elle perd son élasticité, le moindre froissement ou le plus petit choc pourra être la cause d'une solution de continuité. Le tissu cellulaire participe à ces modifications, il s'épaissit, devient lardacé. Alors le membre inférieur est augmenté de volume dans toute son épaisseur, presque aussi volumineux en bas qu'en haut; en le palpant, on lui trouve une consistance pâteuse; il est froid, dur, pesant. Voilà de quoi préparer le terrain à ces ulcération qui peuvent se produire dès lors spontanément, quand elles n'ont pas pour origine la plus mince violence extérieure. Il faut remarquer avec les auteurs du *Compendium* que ces altérations ne remontent jamais au-delà du genou. Quant aux douleurs, elles sont variables dans leur intensité, celles qui se rapportent aux varices profondes du mollet se présentent sous forme de crampes accompagnées de picotements. M. le professeur Verneuil, dans une étude clinique publiée dans la *Gazette hebdomadaire*, 1861, leur assigne un caractère spécial, qui les différencie des douleurs névralgiques et des douleurs du phlegmon; elle sont tensives, continues, gravatives et font naître une angoisse particulière. Il divise les différents symptômes que nous venons de passer en revue, en deux catégories distinctes : les symptômes superficiels ou objectifs et les symptômes profonds ou subjectifs. Les premiers correspondent aux modifications que l'on observe du côté de la peau et du tissu cellulaire sous-cutané, telles que les changements de couleur, l'induration, l'épaississement, etc.; les derniers correspondent à l'engourdissement, aux crampes et aux picotements ressentis dans la profondeur du mollet, ils sont sous la dépendance de varices profondes. Ces deux ordres de faits coexistent souvent, cependant, cette division est justifiée par la clinique, qui offre parfois isolés, les symptômes superficiels ou les symptômes profonds. « Quelques sujets, dit le savant chirurgien, présentent à un haut degré les accidents cutanés, sans que les fonctions du membre soient notablement intéressées; d'autres, au contraire, souffrent et se plaignent beaucoup de l'incapacité fonctionnelle sans que les couches superficielles de la peau et le réseau veineux qui y rampent offrent grande altération significative. » Il ne faut pas croire, d'après lui, que la somme des accidents s'accroîtra sûrement, à mesure que de nouvelles dilatations se joindront à celles du début; il a « observé bien des fois l'absence complète de relation directe entre le nombre, le volume des varices et l'intensité des inconvénients qu'elles déterminent. » Notons encore que plus loin, il constate avec surprise, que certains individus atteints de varices profondes ne se plaignent nullement, tandis que d'autres affectés au même degré en apparence, ne peuvent se livrer à aucun exercice sans une gêne considérable.

Passons maintenant aux divers accidents qui surviennent à titre de complications dans les varices des membres inférieurs. En première ligne, nous trouvons les ulcères de jambe. Lorsque la peau et le tissu cellulaire sous-jacent ont subi dans leur nutrition, et par conséquent dans leur résistance aux causes nocives, ces atteintes profondes dont les manifestations ont été indiquées plus haut, le froissement le plus insignifiant à l'état normal, acquiert ici une valeur étiologique suffisante pour être le point de départ d'une solution de continuité; celle-ci, au lieu de tendre vers la cicatrisation, tendra vers l'ulcération. Cette violence extérieure, si légère qu'elle soit, n'est même pas nécessaire; à défaut de cause traumatique, il s'établit spontanément et de préférence sur les points où la peau revêt cette coloration brune plus ou moins prononcée, une sécrétion de sérosité roussâtre; dans ces points, le derme est mis à nu dans une étendue d'abord circonscrite, tel est le commencement de l'ulcère variqueux; il croîtra ensuite en surface et en profondeur, et fournira une sécrétion plus ou moins abondante, qui ressemblera plutôt à de la sanie purulente qu'à du pus. Il va sans dire que ce travail morbide peut suivre la même évolution sur plusieurs points d'un même membre; de là des ulcères multiples, de grandeur variable, qui en se réunissant couvrent la jambe de vastes plaies. Si par bonheur, à force de pansements et grâce au repos, la cicatrisation vient à se faire d'une manière à peu près complète, on les verra récidiver fatalement, le jour où les malades reviendront à la vie active. Il est facile dès lors de comprendre que certains d'entre eux, affligés de ces ulcères à répétition, tombent dans l'hypocondrie.

Un autre accident, que l'on rencontre assez fréquemment, est la rupture de la veine variqueuse, suivie d'hémorrhagie; on l'observe surtout chez les gens du peuple et chez les femmes grosses. Sa gravité varie avec la quantité de sang qui s'est écoulée; quand elle est minime, et que l'hémorrhagie est unique, c'est un accident négligeable au point de vue pronostique; il n'en est pas de même si l'hémorrhagie a été très-abondante ou si elle se reproduit à plusieurs reprises, alors la situation du malade est compliquée par l'anémie, hyphémie d'abord, hypoglobulie ensuite, avec toutes ses conséquences possibles. On a vu ces écoulements de sang causer la syncope et même la mort. Dans un grand nombre de traités de chirurgie, c'est à cette cause qu'on attribue la mort de l'illustre astronome Copernic. M. Valette a été appelé plus de douze fois auprès des malades pour des complications de cette nature; il nous cite dans sa Clinique l'exemple d'une femme trouvée morte dans son lit, après une hémorrhagie considérable qui s'était faite pendant le sommeil de la nuit. Le professeur Velpeau, dans son *Traité de médecine opératoire*, ne cite pas moins de dix cas de mort causés par la rupture de veines variqueuses, observés par lui ou par d'autres chirurgiens. S'il est vrai que, dans la plupart des cas, la rupture des varices n'entraîne aucun péril, on ne peut nier cependant que dans un certain nombre de cas heureusement fort restreint, ses conséquences ne puissent aller jusqu'aux événements les plus redoutables. Le plus souvent, on parvient sans doute à arrêter l'hémorrhagie, mais encore faut-il être appelé à temps.

L'embolie de l'artère pulmonaire est encore une complication possible des varices. Entre autres faits qui le démontrent, M. Valette cite le cas suivant, recueilli à la Charité dans le service de Briquet, et publié en mars 1862, dans la *Gazette des hôpitaux*. Une femme de 27 ans, était affligée depuis plusieurs années de varices considérables de la jambe gauche, elles avaient été déjà le siége de phlébites fort intenses, le même accident s'étant reproduit, elle entra à la Charité. Sous l'influence du repos et de quelques applications de compresses calmantes et résolutives, tout allait bien. Mais tout à coup, après une nuit calme, elle fut prise d'une sensation de malaise indéfinissable, avec pâleur extrême de la face, douleur vive dans la poitrine, agitation violente des membres supérieurs; elle avait une dyspnée intense, les battements du cœur étaient tumultueux; la malade succomba à cette angoisse au bout de vingt minutes. A l'autopsie on trouva un caillot mou, non adhérent, qui s'étendait depuis les sygmoïdes de l'artère pulmonaire jusque vers ses branches de bifurcation dont l'origine était elle-même oblitérée. La nature, les caractères physiques, les dimensions de ce caillot indiquaient suffisamment qu'il s'agissait d'un caillot mobilisé, provenant d'un autre caillot qui remplissait la veine saphène interne.

On n'est pas surpris de trouver le phlegmon diffus ou circonscrit, au nombre des accidents qui sont sous la dépendance des varices, quand on songe aux troubles mécaniques qu'elles entraînent dans la circulation du sang ; on conçoit très-bien, qu'à ce processus congestif répété ou permanent, puisse succéder un jour le processus inflammatoire. Les sujets chez lesquels cette complication se présente sont soumis naturellement au péril ordinaire du phlegmon, avec cette circonstance aggravante, que l'on peut craindre que les veines voisines du foyer de l'inflammation ne s'affectent secondairement, pour donner lieu à une phlébite. Ces craintes sont d'autant plus légitimes que les parois des veines dilatées sont malades et par conséquent plus susceptibles d'être influencées par le voisinage du foyer inflammatoire.

Mais, il n'est pas nécessaire d'assister à un travail inflammatoire antérieur, pour voir survenir cette complication redoutable entre toutes, la phlébite. On peut l'observer d'emblée, au lieu d'être secondaire, elle est primitive. Les sujets qui sont porteurs d'ulcères variqueux y sont plus exposés que les autres. C'est ordinairement après un écart dans le régime, dans les occupations ordinaires, que cet accident se produit. Nous en trouvons un exemple dans la Clinique de Valette. Il s'agit d'un homme atteint d'ulcères variqueux depuis plusieurs années, il en était arrivé à ne plus pouvoir exercer sa profession. Après bien des hésitation, malade et médecin avaient pris le parti de recourir à une opération qui devait être pratiquée un lundi. Le dimanche, c'est-à-dire la veille, le malade passa toute sa journée à mettre de l'ordre dans son atelier, en un mot, il se fatigua beaucoup. Le lundi, M. Valette le trouva mal disposé pour l'opération, il avait eu la fièvre la veille au soir. L'ulcère était enflammé, douloureux et sec. Pour ces raisons et pour d'autres, l'opération fut très-heureusement ajournée. En effet, dans la soirée, à la suite d'un frisson violent, M. Valette fut mandé en toute hâte; on constata les signes non équivoque d'une phlébite, le pronostic le plus fâcheux fut porté et le malade succomba deux jours après. Qu'il nous soit permis de faire remarquer, en passant, que si l'opération eût été pratiquée, on n'eût pas manqué de mettre la phlébite sur le compte de l'intervention du chirurgien.

Si, maintenant, nous embrassons, dans un coup d'œil général, d'une part, les inconvénients de varices, qui peuvent être tels, même en dehors de toute complication, qu'ils obligent ceux qui en sont atteints à suspendre tout travail un peu fatigant ; d'autre part les accidents fâcheux et même mortels de la phlébectasie, tels que les ulcères, les hémorrhagies, l'embolie pulmonaire, le phlegmon, la phlébite ; il nous semble qu'une pareille somme d'inconvénients et de périls, suffit pour démontrer la nécessité d'un traitement curatif.

Cette nécessité étant reconnue aujourd'hui, les chirurgiens qui sont hostiles à toute intervention chirurgicale pour la cure radicale des varices, se placent à un autre point de vue; ils tirent leurs objections des travaux de M. le professeur Verneuil ; il nous semble même, en analysant les conclusions du chirurgien de la Pitié, qu'ils vont bien au-delà de l'opinion du maître, nous croyons du moins l'établir plus bas.

Il ressort d'un mémoire publié dans la *Gazette médicale*, de 1855, que pour M. Verneuil, l'affection variqueuse des veines sous-cutanées n'existe jamais seule ; toutes les fois que les veines sous-cutanées sont dilatées, les veines profondes de la région correspondante le sont aussi. La réciproque n'est pas vraie, il peut exister des varices profondes sans varices superficielles, mais alors, il est presque certain que tôt ou tard, les veines sous-cutanées, elles-mêmes, se dilateront. Il en conclut que la phlébectasie porte primitivement sur les vaisseaux profonds, pour s'étendre ensuite aux vaisseaux sous-cutanés. Cette opinion s'appuie, non-seulement sur les résultats fournis par la dissection pure et simple, mais encore sur les conditions physiologiques toutes spéciales de la circulation dans le système veineux du membre inférieur. Quant à ce qui se rapporte au traitement, je préfère citer textuellement : « Ils (ces faits) permettront de juger plus sûrement les méthodes thérapeutiques, d'en abandonner quelques-unes, de perfectionner les autres; en un mot, de critiquer en connaissance de causes, des opérations parfois créées sans indication spéciale, abandonnées sans raisons beaucoup plus légitimes. » En admettant même, pour l'instant, l'opinion tout entière de M. Verneuil, il nous paraît que la distance est grande entre ces réserves et une abstension systématique de tout traitement, en dehors du traitement palliatif dont le dernier terme est le bas élastique. Mais c'est surtout les découvertes anatomo-pathologiques de M. Verneuil, qui ont servi de point d'appui aux chirurgiens qui condamnent, comme inutile, toute tentative de cure radicale. Toutes les méthodes, en fin de compte, ont pour but l'oblitération des veines variqueuses, et par conséquent, l'interruption de la circulation. Supprimer la circulation dans les réseaux sous-cutanés, c'est obliger le sang à chercher une autre voie, à se créer une circulation supplémentaire dans les réseaux profonds, c'est donc réaliser au mieux les conditions mécaniques capables de dilater les veines profondes ; mais cette dilatation préexiste toujours à la phlébectasie superficielle;

donc, toute opération qui aura pour effet d'oblitérer les veines superficielles dilatées, aura pour résultat de forcer le sang à se créer une voie supplémentaire aux dépens des veines superficielles saines, ces dernières se dilateront, on aura ainsi substitué une infirmité à une autre infirmité.

Certes, ce raisonnement paraît irréprochable, et cependant la conclusion est en désaccord avec les faits. Ainsi que le dit M. Valette, la guérison radicale des varices est possible, le fait est démontré par l'observation clinique contre laquelle les raisonnements les plus solidement établis ne sauraient prévaloir ; à ce propos il cite le cas d'une femme opérée en 1840 par Bonnet, et dont la guérison s'est maintenue pendant 32 ans. C'est un résultat, dit-il, que l'expérience a cent fois démontré. Nous-même, avons éte témoin de plusieurs cas de guérison radicale par les injections de perchlorure de fer. Quant aux récidives que l'on observe de temps en temps, elles proviennent quelquefois de ce que les malades ont été opérés d'une manière incomplète et, dès lors, insuffisante (Bonnet); en outre, nous croyons, avec M. Verneuil, qu'il n'est pas indifférent, un cas étant donné, d'employer sans discernement telle ou telle méthode opératoire ; c'est ainsi qu'il s'explique la variabilité des résultats fournis par une même méthode, pour des cas semblables en apparence, et en réalité très-différents.

Si maintenant nous considérons en elle-même la formule dans laquelle M. Verneuil a enfermé le résultat de ses recherches anatomo-pathologiques, nous ne pouvons nous empêcher de la trouver trop rigoureuse. La même idée est exprimée dans un mémoire publié dans la *France médicale*, 1875, par le Dr Albert Bergeron. M. Vallette signale d'ailleurs, à l'attention de ses élèves, une pièce anatomique fort instructive, préparée par son chef de clinique, le Dr Aubert. Sur cette pièce, les veines superficielles, dont quelques-unes occupent un espace de deux centimètres, sont manifestement très-dilatées, au contraire, les veines profondes n'offrent aucune trace de phlébectasie. Cette jambe provenait d'un homme atteint de varices superficielles pendant la vie ; et celui-là, du moins, était exempt de varices profondes. N'en serait-il pas de même pour ces malades que M. Verneuil considère comme certainement atteints de varices profondes qui, cependant, excitent sa surprise par l'absence de toute manifestation symptomatique ? La chose n'est pas impossible, et le dernier mot n'est peut-être pas dit sur l'anatomie pathologique des varices. Cela soit dit, sans diminuer en rien la valeur considérable des travaux de M. Verneuil ; que la coexistence des varices superficielles et profondes soit fréquénte, nous n'y contredisons pas ; qu'elle soit constante, inéluctable, c'est ce qu'il nous est plus difficile de croire ; on ne saurait donc voir là un argument sans réplique contre tout essai de cure radicale des varices.

Ce n'est pas non plus le danger que peut faire courir aux malades une intervention chirurgicale qui doit nous arrêter. Ce reproche pouvait être justifié à une autre époque. Mais des méthodes contemporaines, telles que la cautérisation avec le chlorure de zinc, l'injection du perchlorure de fer, la dénudation et l'isolement, font courir un danger d'autant plus minime, qu'on songe davantage aux bénéfices qu'on en retire. Du reste, n'arrive-t-il pas fréquemment, trop fréquemment même, que l'on expose aux dangers de l'érysipèle des gens atteints de loupes, de petits kystes sébacés insignifiants ? Ces affections, cependant, sont beaucoup plus incompatibles avec une sotte coquetterie qu'avec la santé, et nous nous montrerions plus réservés quand il s'agit de guérir une infirmité qui, sans compter ses propres périls, interdit la profession et, par conséquent, la vie aux malades des classes pauvres ! Cette différence de conduite nous semblerait difficile à expliquer.

En résumé, si nous considérons, d'une part, les inconvénients graves et les dangers inhérents aux varices, d'autre part, la possibilité de guérir radicalement l'infirmité à laquelle sont condamnés les sujets atteints de cette maladie, au moyen d'opérations qui ne comportent presque pas de risques, nous serons amenés à conclure que l'intervention motivée, prudente, est préférable à l'abstention systématique.

CHAPITRE II.

Toutes les méthodes de traitement imaginées par les chirurgiens pour la cure radicale des varices ont, en définitive, pour but l'oblitération des veines. Dans ce chapitre; nous nous proposons d'examiner quelles sont les causes de l'oblitération du canal veineux pour chaque méthode, par quel mécanisme ou par quel processus pathologique, cette oblitération se trouve réalisée.

Cependant, comme parmi ces méthodes il en est qui ont entre elles une grande analogie, il en résulte que certains phénomènes leur appartiennent en commun, nous n'insisterons donc pas également sur toutes, afin d'éviter des répétitions inutiles ; nous nous étendrons surtout sur celles qui ont pris une grande extension dans le domaine clinique, nous ne faisons que mentionner, en passant, les petites saignées de J.-L. Petit et les grandes incisions de Richerand. Nous étudierons la ligature et les divers procédés qui en dérivent, la cautérisation, les injections coagulantes de perchlorure de fer, enfin, la dénudation et l'isolement des veines. Nous aurons occasion de voir que ces deux dernières méthodes constituent de véritables excisions, l'une par le moyen de l'action destructive des caustiques, l'autre par la mortification pure et simple.

Ligature.

Si nous envisageons l'ensemble des procédés qui se rapportent à la ligature, nous observons que l'inflammation de la veine fait toujours partie du complexus pathologique consécutif. Elle se produit, il est vrai, d'une manière plus ou moins tardive et avec une intensité variable, mais son existence est constante. Dans plusieurs de ces procédés, c'est même spécialement sur le rôle de la phlébite que comptaient leurs inventeurs, pour arriver à l'oblitération des veines dilatées; dans les autres, son rôle était considéré comme secondaire, elle ne concourait à l'oblitération que d'une manière accessoire.

Avant d'entrer dans le détail de ces procédés, nous pouvons dire, déjà, qu'ils sont mauvais, surtout ceux dans lesquels la phlébite joue le principal rôle et cela pour deux raisons.

D'abord, il est impossible de limiter l'étendue de la phlébite à son action curatrice, et de ne pas craindre qu'à un certain moment elle ne donne lieu à l'infection purulente. Ici, en effet, la coagulation du sang ne précède pas la phlébite, comme il arrive pour d'autres méthodes; au moment où la paroi interne de la veine s'enflamme, le sang est encore liquide ou presque liquide dans le canal veineux; dans ces conditions que, d'une part, la formation du pus, si elle a lieu, soit prompte; que d'autre part, la coagulation du sang soit tardive ou qu'elle se fasse seulement dans une étendue peu considérable, on aura tout à craindre de l'infection purulente. La ligature est donc une méthode périlleuse; elle a d'ailleurs causé assez d'accidents pour être aujourd'hui justement abandonnée.

Mais il est une autre raison pour laquelle on ne doit pas rechercher l'oblitération des veines par la phlébite. En agissant ainsi que se propose-t-on ? De produire dans l'intérieur du vaisseau un coagulum qui joue le rôle de bouchon obturateur dans une certaine longueur, et qui par conséquent supprime le cours du sang dans le vaisseau dilaté ; quant à l'adhésion immédiate des parois de la veine on sait combien peu on doit y compter ; plus tard sans doute si le caillot ne se résorbe pas et se rétracte il pourra entraîner dans sa rétraction les parois de la veine, pourvu qu'elles soient assez souples pour obéir à ce mouvement de retrait ; on aura alors un rapprochement des parois veineuses opposées qui équivaudra à une adhésion. Mais la condition indispensable de ce mode d'oblitération est que le caillot subsiste et se rétracte. La phlébite seule ne suffisait pas à Davat pour oblitérer la veine, dans son procédé de ligature il voulait qu'on mît en contact les parois opposées du vaisseau, non pas seulement enflammées, mais encore intéressées par un léger traumatisme dans des points correspondants. On peut, en effet, se défier à bon droit de la durée d'une oblitération veineuse causée par la phlébite seule ; la physiologie pathologique de cette maladie nous montre que souvent le caillot après avoir oblitéré la veine pendant quelque temps, finit par se résorber, la veine redevient alors perméable. D'autre part, le professeur Robin nous dit que dans la phlébite le sang se coagule d'une manière toute spéciale, la fibrine au lieu d'être ferme et de présenter l'apparence striée fibrillaire, passe par un état finement grenu. « Il importe de noter cette particularité, dit cet auteur dans ses *Leçons sur les humeurs*. Voici pourquoi. C'est que toutes les fois que la fibrine qui se forme présente l'état grenu plutôt que l'état strié, elle tend à se ramollir plus rapidement que dans le cas où elle a pris l'état strié. » Après cette explication, il n'y a plus lieu d'être surpris de la disparition du caillot et du retour à la perméabilité, elle nous démontre qu'un caillot produit par la phlébite, n'offre pas, par sa nature, de garanties au point de vue de la solidité, de la durée. Sa durée sera égale au temps nécessaire à son évolution normale, dont le terme ultime sera la résorption. Pour nous résumer, nous dirons qu'on ne doit pas chercher dans la phlébite un moyen d'oblitération des veines, premièrement parce que c'est un moyen dangereux, secondement parce qu'il est insuffisant.

Procédé de Freer, de Birmingham.

Par ce procédé on étreint fortement la veine dans un fil que l'on retire presque immédiatement après. Quels sont les dégâts matériels causés aux parois de la veine par cette ligature? Les expériences de M. Verneuil vont nous le dire. Les auteurs classiques prétendent que l'intégrité de la paroi veineuse n'est nullement compromise. M. Verneuil a expérimenté sur des veines à parois épaisses, comme les saphènes, les veines superficielles du bras et les veines profondes du membre abdominal ; contrairement à l'opinion précédemment énoncée, il a vu très-distinctement le fil diviser, sectionner la tunique moyenne et respecter les tuniques interne et externe qui résistent à la constriction la plus énergique ; lorsque l'opération est faite sur des veines variqueuses hypertrophiées, M. Verneuil croit que le désordre doit être plus grand. L'opinion d'Hodgson, qui pense que lorsqu'une veine est embrassée par une ligature mince, la surface interne du vaisseau est lacérée, est donc vraisemblable. Ce procédé a été rarement employé, on en trouve une observation dans l'ouvrage d'Hogdson. On fit la ligature à quatre veines dilatées et on enleva le fil immédiatement après. Chaque fois on observa des accidents inflammatoires très-intenses. L'oblitération eut lieu, on ne dit pas combien de temps elle dura. Ce fait nous autorise à penser que, dans ce procédé, le traumatisme de la veine par la ligature agit comme cause irritante, et produit une phlébite suivie de la formation de caillots qu'oblitèrent la veine momentanément. M. Verneuil fait observer que, selon lui, ce traumatisme ne serait pas toujours capable de produire l'inflammation ; il croit que sous ce rapport le malade en question présentait une susceptibilité particulière, il juge ce procédé infidèle. Pour nous qui ne voyons dans ce procédé d'autre cause d'oblitération que la phlébite consécutive au traumatisme, nous le considérons comme pouvant être dangereux, et comme devant être insuffisant en raison de la nature grenue du caillot obturateur. En outre ce procédé a l'inconvénient d'intéresser le tégument externe, puisqu'une incision préalable est nécessaire.

Procédé de M. Wise.

M. Verneuil en rend compte d'après Lisfranc. « Cet auteur conseille la ligature temporaire ; il dit que le caillot se forme au bout de 42 heures. Il emploie un nœud coulant. Il enlève cette ligature 66 heures après son application. Il me semble, ajoute Lisfranc, qu'elle reste appliquée tout le temps nécessaire pour produire la phlébite ; je crois que pour l'extraire il faut déchirer la cicatrice de la plaie, si tant est qu'elle existe ; je pense qu'on froisse la veine déjà au moins irritée. Voilà des causes capables de déterminer l'accident qu'on veut éviter, ce moyen me paraît mauvais. » Ce procédé mérite les mêmes reproches que le précédent : c'est la phlébite qui doit amener l'oblitération ; une incision à la peau est nécessaire, en supposant la réunion immédiate, la formation d'un abcès sera inévitable pour la sortie du lien constricteur; en outre M. Verneuil pense que par ces procédés de ligature temporaire, on s'expose à obtenir une oblitération peu durable, ce qui permet de craindre le rétablissement de la perméabilité du vaisseau.

Procédé d'Everard Home.

Il consiste dans la ligature simple à ciel ouvert. Dans le procédé de Wise, on se contente de lier la veine et de laisser la ligature pendant le temps que l'on croit suffisant pour produire la phlébite ; dans le procédé de Home on veut obtenir plus. En laissant la ligature à demeure jusqu'à ce qu'elle tombe spontanément, on cherche à obtenir la destruction du vaisseau au point où elle est appliquée. Cette section linéaire constitue une véritable interruption dans la continuité du vaisseau. Dans cette situation des deux bouts de la veine qui s'oblitèrent et se cicatrisent isolément, il semble au premier abord qu'il y ait une garantie absolue en faveur d'une oblitération définitive ; il n'en est rien, le retour à la perméabilité est encore possible, l'expérience a démontré la réalité du fait. Dans les deux tronçons isolés de la veine, le caillot disparaît peu à peu, le sang liquide reprend sa place, la mince couche de tissu cicatriciel qui les sépare se résorbe et la continuité du vaisseau se trouve rétablie en même temps que sa perméabilité ; Bérard et les auteurs du Compendium l'ont constaté. Ce procédé n'offre donc pas plus d'avantages que le précédent ; de plus il expose aux mêmes dangers. M. Verneuil fait remarquer qu'il a eu sa large part de revers. Benjamin Travers cite deux cas de mort, l'un est dû au Dr Stenson de Boston. Carmichaël et Samuel Cooper accusent l'opération d'Everard

Home de déterminer une inflammation diffuse et des symptômes très-graves ressemblant à ceux du typhus et la mort. Vacca Berlinghieri avait déjà observé aprés plusieurs observations que les succès n'étaient point durables.

Ligature simple ou double avec section, incision ou encision de la veine.

Nous n'analyserons pas ces divers procédés, ils présentent entre eux peu de différences, on y retrouve la plupart des phénomènes que nous avons déjà vus dans les procédés précédents.

Procédé de Gagnebé.

Il consiste à lier la veine sous la peau, de manière que celle-ci soit respectée, c'est une ligature sous-cutanée. Ce procédé a l'avantage de laisser la peau intacte, ce sont d'ailleurs les mêmes éléments d'oblitération que dans le procédé d'Everard Home, savoir : la phlébite et la section de la veine, qui n'offrent pas plus de garanties et exposent aux mêmes dangers. M. Verneuil rapporte que Gagnebé a opéré huit malades dont un est mort et un autre a été fort malade. Ricord l'a employé neuf fois, les veines se sont oblitérées, un malade revu six mois après ne présenta pas de récidive.

Ligature médiate.

Elle consiste à étreindre la veine avec la peau qui la recouvre. Dans ce procédé comme dans celui de Home, on se propose de provoquer la phlébite et de faire une section de la veine au point d'application de la ligature, telles sont ici les causes de l'oblitération; mais comme la peau est comprise dans la ligature, elle-même se trouve coupée par le fil. Ce procédé ne présente pas plus de garanties au point de vue de la récidive que celui de Gagnebé, il expose au danger de l'infection purulente, suite possible de la phlébite. Seule la section de la veine pourrait être utile, aussi M. Verneuil préfère-t-il les procédés qui respectent les téguments.

Procédé de Fricke, de Hambourg.

Dans ce procédé on traverse la veine par un fil, on le remue de temps en temps dans la cavité du vaisseau de manière à amener l'inflammation de sa paroi. M. Verneuil cite les faits rapportés par Velpeau : ce chirurgien a opéré douze malades ; chez tous, les veines se sont enflammées ; huit n'ont eu que des symptômes locaux et ont présenté une guérison apparente ; chez trois, une inflammation étendue du pied à la partie supérieure de la cuisse a donné naissance à un érysipèle phlegmoneux, terminé par la formation de larges foyers purulents ; des incisions nombreuses à la jambe, au jarret, à la cuisse ont été nécessaires ; ces malades ont inspiré les plus vives inquiétudes ; chez l'un d'eux, revu au bout de dix-huit mois, il y avait récidive ; la saphène traversée était de nouveau dilatée. Le douzième, garçon boulanger très-pusillanime, mais d'une assez bonne santé, succomba vers le douzième jour à des accidents de phlébite interne et externe et d'angioleucite. M. Verneuil juge cette opération très-dangereuse et d'une efficacité douteuse. Si nous considérons qu'ici la phlébite seule est une cause d'oblitération, que la section du vaisseau manque, nous regarderons ce procédé comme présentant au moins autant de dangers que la ligature sans offrir autant de garanties pour le but que l'on cherche à atteindre.

Procédé de Franck.

Nous arrivons maintenant à ces divers procédés de ligature dans lesquels on fait intervenir les épingles. Occupons-nous d'abord de celui de Franck. Il consiste à passer une épingle sous la veine et à entortiller aux extrémités de cette épingle un fil en huit de chiffre, de manière à comprimer la veine entre le fil et l'épingle. L'auteur de ce procédé se propose simplement d'aplatir le vaisseau et de provoquer, par une légère compression, une inflammation adhésive capable de réunir les parois opposées, sans section de la veine. D'après ce que nous savons relativement au retour de la perméabilité des veines même après la section, il est bien difficile de croire à la solidité de cette adhésion si tant est qu'elle se produise ; quant aux caillots de la phlébite ils se résorbent là comme ailleurs. Roux considérait cette opération comme palliative et non comme curative ; Jobert a éprouvé de nombreuses récidives et l'a abandonnée après l'avoir beaucoup vantée. Davat prétend que l'oblitération momentanée qu'on observe, ne se fait que par l'épaississement des tuniques de la veine ; aussitôt que l'épingle est enlevée, cet épaississement disparaît et les veines peuvent reprendre leur perméabilité au bout de douze jours. Ce procédé comporte peu de dangers mais son insuffisance doit le faire repousser.

Procédé de Davat.

Pour Davat l'adhésion des parois de la veine ne peut être obtenue qu'à la condition de mettre en contact ses parois piquées dans des points correspondants, cette idée est le point de départ de son procédé. Il consiste à passer d'abord une aiguille en travers au-dessous de la veine ; puis soulevant fortement cet instrument par la tête et la pointe, on traverse de part en part la veine mais cette fois parallèlement à sa longueur avec une autre aiguille qui doit être plongée au-dessus de la première, derrière laquelle elle passe crucialement pour sortir au-dessous d'elle en traversant la veine une seconde fois de la face profonde à sa face cutanée. Quant au temps pendant lequel on doit laisser les épingles, il varie suivant l'âge, Bonnet prétend qu'il ne faut pas attendre la suppuration pour les retirer, il faut le faire dès que la tuméfaction et la rougeur sont très-sensibles, sans cela on s'expose à avoir des phlegmons et à voir survenir des phlébites mortelles comme l'ont observé Velpeau, Lallemant, Serres.

Davat a fait des expériences sur des chiens, qui démontreraient que, dans son procédé, l'oblitération dépend d'une adhésion immédiate, et qu'à la manière des cicatrices elle est durable.

Bonnet lui objecte que les veines variqueuses ne sont pas saines comme les veines des chiens sur lesquels il a expérimenté. Nous adopterons l'opinion de Bonnet relativement au mécanisme de l'oblitération dans ce procédé ; trois facteurs y concourent : l'inflammation causée par la présence du corps étranger, le contact des parois divisées par les épingles; et la compression. L'élément nouveau qui apparaît dans ce procédé est le contact des parois lésées de la veine, or, en admettant qu'il crée une adhésion immédiate comparable à une cicatrice ainsi que le veut Davat, cela n'est pas suffisant pour qu'on soit à l'abri de la récidive. Dans les procédés de ligature qui coupent la veine, c'est bien un tissu cicatriciel qui s'interpose aux deux extrémités du vaisseau et cependant on a vu la résorption se faire et la veine devenir perméalable ; ici le même fait est possible. Il est vrai que la veine est traversée en deux points à une certaine distance l'un de l'autre, la zone d'adhérence est un peu plus vaste peut-être que l'épaisseur de la cicatrice qui succède à la section du vaisseau par la ligature, c'est la seule raison qui puisse permettre un peu plus de confiance dans la durée de cette adhérence. Quant aux dangers ce sont encore ceux de la phlébite et de l'infection purulente.

Procédé de Velpeau.

Arrivons au procédé de Velpeau. Son exécution est plus simple que celle du procédé de Davat. On passe une épingle en travers au-dessous de la veine, et on enroule circulairement un fil autour de ses extrémités. La compression doit être ici assez forte pour causer la mortification de la veine et de la peau qui la recouvre, c'est le but que se propose Velpeau. Nous retrouvons ici des éléments d'oblitération que nous avons vus ailleurs, ce sont l'inflammation, la compression, mais il y a en outre une cause éminemment capable d'assurer l'oblitération sans retour, nous sommes heureux de la voir mise en relief par M. Verneuil. Si l'on remarque que l'eschare de la veine et de la peau présente une certaine largeur, on sera porté à voir dans ce procédé une véritable excision opérée par la mortification des tissus comprimés, l'élimination laisse entre les extrémités du vaisseau un espace qui devra être comblé par la cicatrice dont l'épaisseur, beaucoup plus considérable que dans une simple section, sera plus propre à se maintenir à l'abri de la résorption. Ce mécanisme réalisé ici par un autre moyen que la cautérisation est tout entier dans ces lignes d'Ambroise Paré : « Autre moyen de couper la varice, c'est d'appliquer un cautère potentiel qui ronge et coupe la veine, puis se retire en haut et en bas ; par ce moyen, il y demeure un espace vide où après s'engendre de la chair, et puis la cicatrice qui sera dure et épaisse empêchera la fluxion en bouchant le passage de la dite veine et par ce moyen la veine variqueuse sera guérie. » Le procédé de Velpeau, tout en faisant courir les mêmes dangers que les précédents, paraît donc à ce point de vue assurer une guérison beaucoup plus solide. Nous verrons plus bas cette même condition d'efficacité être remplie par la cautérisation au chlorure de zinc avec le danger en moins.

Cautérisation avec la potasse caustique

La cautérisation des veines variqueuses constitue une méthode générale de traitement indiquée dans les auteurs anciens, Ambroise Paré eut le premier l'idée de se servir des cautères potentiels, puis M. Gensoul, chirurgien de Lyon, ayant remarqué que les veines voisines d'un cautère s'étaient oblitérées, il lui vint à l'esprit d'employer la potasse caustique pour la cure radicale des varices ; d'après ses indications, Bonnet donna une grande extension à cette méthode thérapeutique, qui lui fournit le sujet d'un mémoire publié dans les *Archives générales de 1839*. Plus tard il substitua avec avantage le chlorure de zinc à la potasse caustique, mais pour le moment occupons-nous seulement de la cautérisation avec la potasse caustique.

Dans son mémoire Bonnet indique les règles à suivre pour cette opération. On doit appliquer la potasse en trois ou quatre points distants les uns des autres de quatre pouces environ, il est indispensable que l'action du caustique s'exerce assez profondément pour que la veine soit comprise dans la mortification. Pour chacune de ces applications on emploie un morceau de potasse suffisant pour obtenir une eschare de deux ou trois centimètres de diamètre. Bonnet a observé qu'à la suite d'une première application, l'ondulation du sang persiste dans la veine, car on n'a détruit quela peau et un peu de tissu cellulaire sous-cutané ; pour que la veine se transforme en un cordon dur et imperméable, il faut que ses parois subissent l'action du caustique. Le lendemain on fend circulairement l'eschare obtenue par la première application ; dans le fond de la plaie on place un nouveau morceau de potasse de manière à creuser les tissus en profondeur et à atteindre la veine. En géneral, deux applications successives sont suffisantes pour obtenir le résultat recherché ; quelquefois cependant une troisième est nécessaire, mais ce cas exceptionnel ne se présente que lorsqu'on a affaire à une veine cachée profondément dans des tissus épaissis. Quand l'action du caustique s'est propagée jusqu'aux parois du vaisseau, un léger écoulement de sang se fait jour à travers les parties mortifiées, le plus souvent il est facile de l'arrêter par la compression, cependant il peut être la source d'hémorrhagies. Ce fait nous démontre que le sang à ce moment est encore liquide dans le vaisseau. Bonnet fait observer que pour être certain d'avoir atteint la veine il faut voir survenir cette petite hémorrhagie, à cette condition seulement on doit cesser les applications de potasse.

D'une part, les phénomènes pathologiques qui suivent l'opération, d'autre part les connaissances que l'on a relativement à l'action de la potasse caustique sur les tissus vivants et sur le sang, nous fourniront des éléments d'appréciation touchant le mécanisme de la guérison.

A la suite de l'application de la potasse survient une inflammation plus ou moins vive ; quand les points où le caustique a été appliqué sont trop rapprochés, elle peut prendre les proportions du phlegmon ainsi que Bonnet en cite un cas dans son mémoire. Dès que le veine a été atteinte,il se produit un écoulement de sang que l'on arrête facilement par la compression; toutefois Bonnet cite un cas dans lequel survint une syncope après un écoulement de deux litres de sang. Bientôt après la coagulation du sang se fait dans la veine au-dessus et au-dessous de la partie cautérisée, dans ces points la veine se présente sous la forme d'un cordon dur, peu à peu cette coagulation s'étend vers la périphérie et vers le cœur, la circulation est supprimée dans le vaisseau. Les parties mortifiées se circonscrivent pour constituer une eschare noirâtre, molle, putrescible, mal limitée, dont l'élimination se fait avec lenteur; après cette élimination il reste à la place de l'eschare une plaie d'une teinte pâle, dont la cicatrisation se fait assez tardivement. Tels sont résumés les faits qui succèdent à l'application de la potasse caustique.

Les caustiques alcalins en général ont une action dissolvante sur nos tissus. Pour la potasse caustique en particulier le professeur Robin nous dit qu'un millième de cette substance empêche la coagulation du sang. Les expériences de Ferrand lui ont démontré, que sous toutes ses formes, la potasse opère la dissolution des éléments du sang et de nos tissus; selon l'énergie de son action, ils sont ou liquéfiés ou seulement gélatinifiés. Elle décompose les parties sur lesquelles elle est appliquée, en s'emparant d'une portion de leurs éléments simples pour former de l'eau; elle s'hydrate, se dissout et liquéfie tant qu'elle est concentrée les points avec lesquels elle est en contact; en outre elle fuit dans les tissus qu'elle ne coagule pas, mais qu'elle gélatinifie en produisant une mortification assez considérable.

Les faits précédents, fournis tout à la fois par la clinique et par l'expérimentation, éclaircissent singulièrement la question de savoir comment on arrive à l'oblitération durable des veines par cette méthode thérapeutique. La coagulation du sang, qui succède à la cautérisation et qui ne se produit qu'après que la veine a été touchée par le caustique ne peut pas être mise sur le compte de son action chimique sur le sang. En effet, les expériences de Robin et de Ferrand démontrent que cette substance opère la dissolution des éléments du sang et de nos tissus. Mais lorsqu'une partie du canal veineux subissant l'action de la potasse a été mortifiée, sur les limites de l'eschare il se fait une inflammation de la paroi veineuse tendant à isoler les parties mortes des parties vivantes; là comme ailleurs cette phlébite donne naissance à des caillots au-dessus et au-dessous de l'eschare ; c'est ainsi que cette coagulation nous semble devoir être interprétée. Disons tout de suite que Bonnet ne voit pas dans cette phlébite une phlébite ordinaire; pour lui, il pense qu'elle n'expose pas aux accidents de l'infection purulente comme celle qui a pour origine le traumatisme. Si nous en croyons M. Valette, cette opinion qui consiste à exempter les plaies produites par le traumatisme, règne encore à l'Ecole de Lyon, dans quelle mesure doit-on l'adopter? nous ne savons ; toujours est-il que deux cas de mort par phlébite suivie d'infection purulente ont été cités : l'un appartient à Bérard, l'autre à Laugier. En réfléchissant sur le rôle utile de ces caillots, on est porté à penser qu'ils forment une barrière à l'écoulement du sang par les deux extrémités de la veine coupée, avant que leur cicatrisation soit assez complète pour mettre à l'abri de cet accident; ils empêchent donc l'hémorrhagie dans les jours qui suivent la cautérisation, mais nous ne croyons pas que leur utilité s'étende plus loin. L'interruption permanente de la circulation résulte bien plutôt de l'excision par mortification d'une certaine portion de la longueur du vaisseau. Entre les deux bouts de la veine divisée, il reste après l'élimination de l'eschare un espace vide, trop considérable pour permettre leur réunion et le retour à la perméabilité. Ce phénomène est possible après la ligature parce que les deux bouts de la veine, tout en restant séparés, sont adossés pour ainsi dire l'un à l'autre; au contraire, après la cautérisation ces rapports de voisinage immédiat n'existent pas, il y a un intervalle d'environ trois centimètres qui appartient tout entier au tissu cicatriciel. Cette différence de situation est à l'avantage de la cautérisation, elle nous explique comment nous trouvons plus de garanties dans cette dernière opération pour une oblitération définitive. Ce mécanisme est indiqué par le passage d'Ambroise Paré cité plus haut à propos de la ligature de Velpeau, opération qui établit en quelque sorte une transition entre la ligature et la cautérisation.

Cautérisation avec la pâte de Vienne.

Auguste Bérard s'étant servi du procédé de Bonnet, connut les inconvénients de la potasse caustique, c'est pourquoi il y substitua la pâte de Vienne. Au point de vue du mécanisme il y a identité complète entre ces deux procédés, dans les deux cas la guérison est effectuée par mortification et excision d'une portion de la veine, il n'y a donc pas de différence fondamentale; malgré cela, Bérard attribuait à l'emploi de la pâte de Viénne certains avantages relatifs à son mode d'action.

Ainsi au lieu de faire plusieurs applications de caustique, Bérard détruisait en une seule séance toute l'épaisseur des tissus jusqu'à la veine inclusivement; ce procédé réclamait donc moins de patience de la part du chirurgien. Mais voici le principal avantage de la pâte de Vienne et sur lequel Bérard insiste dans son mémoire inséré dans la *Gazette médicale de 1842* : par le caustique de Vienne, les tissus, au lieu d'être liquéfiés comme par la potasse, sont seulement gélatinifiés, après une application de vingt minutes environ, on a sous les yeux une eschare sèche demi-transparente. Son épaisseur est variable; quand elle est mince, un mouvement brusque du malade peut provoquer l'écoulement du sang; comme dans le procédé de Bonnet il est facile de l'arrêter. Si les choses suivent une marche heureuse, l'eschare se concrète, durcit et devient sèche; la réparation et la cicatrisation se font sans suppuration sous l'eschare, son élimination a lieu au bout d'un temps assez long, à ce moment on trouve une cicatrice toute faite.

Cette différence d'action sur nos tissus de la part du caustique de Vienne tient probablement à la présence de la chaux mélangée à la potasse. Si nous ne nous trompons, la chaux doit avoir un double rôle. Mécaniquement, elle retient par son agrégation sous forme de pâte la potasse caustique au lieu d'application, elle l'empêche ainsi de fuser au loin, et la force à concentrer son action sur un point circonscrit par des limites plus étroites, de là une plus grande rapidité dans l'action. Chimiquement, par son affinité notable pour l'eau, elle s'empare de celle de nos tissus et en prive dans une certaine mesure la potasse, cette dernière substance en trouve moins pour se dissoudre, de là une action moins énergique qui se traduit par la gélatinification des parties avec lesquelles elle est en contact. Cette explication rationnelle nous paraît rendre compte de ces deux phénomènes: rapidité plus grande et énergie moindre dans l'action.

Cette dessiccation de l'eschare n'est pas un fait constant, il peut arriver aussi qu'elle s'élimine par la suppuration. Ce résultat, d'après Bérard, arrive surtout chez les personnes dont la peau est infiltrée de sérosité ou doublée d'une couche épaisse de tissu cellulo-adipeux, la dessiccation de l'eschare au contraire appartient plutôt aux personnes à peau sèche et maigre. Nous ajouterons que cette variabilité dans les résultats doit tenir aussi à la composition du caustique, les quantités relatives de chaux et de potasse qui ntrent dans la préparation de la pâte de Vienne n'y sont pas toujours mélangées suivant un rapport unique, elles varient avec le préparateur; or d'après ce que nous avons dit du rôle de la chaux, une quantité moindre de cette substance doit favoriser le ramollissement et la liquéfaction de l'eschare, l'action de la potasse devient prédominante, et alors tout se passe comme avec la potasse caustique pure.

Cautérisation avec le chlorure de zinc.

La potasse caustique liquéfie les tissus et produit une eschare diffluente, la pâte de Vienne produit tantôt la liquéfaction, tantôt la gélatinification, tandis que le chlorure de zinc au contraire produit toujours une eschare dure et sèche. M. Bonnet pénétré des inconvénients des deux premiers caustiques les remplaça avec succès par le chlorure de zinc. Par ce mode de cautérisation de la veine, on réalise le même mécanisme d'oblitération, c'est-à-dire la destruction et l'excision d'une partie de la veine, mais les phénomènes consécutifs à la cautérisation à l'aide du chlorure de zinc diffèrent beaucoup de ce qui se passe avec la potasse et le caustique de Vienne. Cette différence est la source d'avantages très-marqués.

D'après M. Philippeau, il faut laisser la pâte de Canquoin appliquée pendant quarante-huit heures. Pendant ce temps il s'est formé une eschare profonde dont la veine fait partie, on n'observe aucun écoulement de sang, on est alors en droit d'espérer une oblitération définitive; si on laisse le caustique appliqué seulement pendant quelques heures, on risque de n'atteindre qu'une des parois du vaisseau et alors on peut craindre le retour de la perméabilité. L'eschare ainsi formée est dure, adhérente, bien plus nettement limitée que dans les autres procédés de cautérisation. Son élimination a lieu au bout de huit à dix jours, elle laisse à nu une plaie de bon aspect, de couleur vermeille, qui se cicatrise promptement. Après cette opération, les deux bouts isolés de la veine restent oblitérés et la circulation se trouve ainsi supprimée.

Des expériences ont été faites sur l'action du chlorure de zinc, les résultats qu'elles ont fournis vont nous servir à interpréter les faits cliniques.

Une solution concentrée de chlorure de zinc versée dans du sang ou de la sérosité en coagule avec intensité l'albumine. Une solution très-étendue produit encore ce phénomène. C'est même un des réactifs les plus sensibles dont on puisse se servir pour découvrir de faibles quantités de ce principe.

Une solution de chlorure de zinc versée en assez grande quantité dans du sang ou de la sérosité prévient la décomposition putride de ces liquides ou l'arrête lorsqu'elle est déjà commencée.

Appliqué sur des veines pleines de sang, le chlorure de zinc agit non-seulement sur les tuniques du vaisseau, mais encore sur le sang qu'il convertit en une masse noire, compacte, de la consistance de la cire (Girouard).

Appliquée sur la peau dénudée d'un cadavre la pâte de zinc agit de la même manière et à la même profondeur que sur le vivant; c'est donc par une véritable action chimique que le chlorure de zinc désorganise les tissus ainsi que le fait observer Eugène Bonnet (Paris, 1843).

Ces faits sont suffisants pour démontrer que le chlorure de zinc coagule l'albumine des liquides de nos tissus. Si on les prend pour base d'une appréciation on reconnaîtra que, dans la cautérisation faite sur des veines dilatées, le caustique étendant à travers la paroi veineuse son action jusqu'au sang, coagule ce liquide. Cette coagulation et la mortification de la paroi veineuse sont pour ainsi dire simultanées. Il en résulte un double avantage: c'est d'abord l'absence d'hémorrhagie, et en outre une bien plus grande garantie contre l'infection purulente. La première proposition est évidente, il est clair que pour s'écouler le sang a besoin d'être liquide. Pour la seconde, l'ordre de succession entre la phlébite et la formation d'un caillot se trouve interverti. Avec la potasse et la pâte de Vienne, qui ont pour propriété de liquéfier les éléments du sang, la phlébite arrivait avant toute coagulation, le caillot formé par elle ne pouvant la précéder; avec le chlorure de zinc, au contraire, la phlébite se produit bien encore sur les limites de l'eschare veineuse, mais à ce moment, le calibre de la veine est déjà occupé par un coagulum, de telle sorte que la zone d'inflammation se trouve séparée par ce coagulum du sang liquide qui circule librement dans le vaisseau. Ce résultat est d'autant plus vraisemblable, que l'action du chlorure de zinc sur le sang contenu dans les vaisseaux ne se borne pas au point où les tuniques sont imprégnées et frappées de mort, cette action s'étend plus loin (Girouard). Dans cette situation, quelle que soit l'évolution de la plébite, l'infection purulente est bien moins à craindre. On peut s'expliquer ainsi l'innocuité de la cautérisation à l'aide du chlorure de zinc. Avec la potasse et la pâte de Vienne, il n'en est plus de même; aux deux cas malheureux de Bérard et de Laugier, M. Philippeaux en ajoute deux autres observés à l'Hôtel-Dieu de Lyon; malgré nos recherches sur ce point nous ne connaissons aucun accident de ce genre à mettre sur le compte de la cautérisation avec le chlorure de zinc. Signalons encore un avantage de ce dernier procédé. On sait que la guérison ne doit être espérée que si une portion notable de la veine a été réellement mortifiée et éliminée; or, la nature de l'eschare produite par le chlorure de zinc, permet de constater au moment de l'élimination l'existence ou l'absence dans son épaisseur de la veine détruite, cette vérification est impossible avec les eschares diffluentes des deux autres caustiques.

Injection de perchlorure de fer.

Dès que les propriétés coagulantes du perchlorure de fer furent mises en lumière par Pravaz, il devait venir à l'esprit des chirurgiens la pensée de les utiliser dans le traitement des varices. Cette méthode thérapeutique fut inaugurée à Lyon par MM. Valette, Pétrequin et Desgranges. Pour nous faire une idée des phénomènes de physiologie pathologique qui lui appartiennent, nous procéderons comme nous l'avons fait pour les méthodes précédentes; c'est-à-dire que nous prendrons pour points de repère les phénomènes fournis par l'expérimentation, ainsi que ceux qui font partie du complexus pathologique consécutif à l'opération.

Nous passons sous silence le manuel opératoire, nous supposons que l'on a à sa disposition une solution en perchlorure de fer au degré le plus convenable, une injection vient d'être pratiquée dans la cavité d'une veine, observons ce qui va se passer dans les conditions normales, à l'exclusion de toute complication.

Après un intervalle de temps qui varie d'une à dix minutes, la fluctuation disparaît dans la veine, on trouve à la place du vaisseau un cordon dur, le vaisseau est déjà occupé par un caillot d'une consistance modérée, mais suffisante pour que son existence soit facilement constatée. Ce caillot durcit promptement, le lendemain on observe un peu de rougeur, de chaleur à la peau, accompagnées d'une douleur peu vive qui peut s'étendre le long de la jambe, ce sont les signes d'un travail inflammatoire qui se fait autour du caillot. Au bout de quatre à cinq jours environ, ces phénomènes commencent à décroître, l'engorgement disparaît peu à peu et le caillot se dessine sous la peau avec des dimensions variables. Dans la suite, le cordon dur qu'il forme diminue de volume, la circulation semble interrompue en ce point d'une manière complète.

D'après M. Burin Dubuisson qui a fait des expériences relativement à l'action du perchlorure de fer sur l'albumine le caillot résulterait de la combinaison de ces deux substances; il se formerait un nouveau corps *le perchloroferrate d'albumine*. Tandis que la chaleur coagule l'albumine, l'eau bouillante dissout au contraire le caillot albumineux que donne le perchlorure de fer; donc, il n'y a pas simple coagulation, mais formation d'un composé nouveau dont les propriétés ne sont plus celles des éléments. Ainsi raisonne M. Burin Dubuisson. M. Desgranges partage cette opinion.

Quoi qu'il en soit de cette idée théorique, nous ferons remarquer que la rapidité avec laquelle se forme le caillot doit avoir une influence fâcheuse sur sa constitution. En effet, ce magma se compose de tous les éléments du sang, les globules sont emprisonnés dans son épaisseur, c'est une coagulation en masse. On sait qu'un caillot a une solidité et une durée d'autant plus grandes que la fibrine prédomine dans sa composition, cette condition est loin d'être réalisée dans le cas présent et doit faire craindre sa résorption. Quant à l'organisation des caillots, pour M. le professeur Robin elle n'existe pas, l'apparence striée provient de la forme sous laquelle la fibrine se précipite, les vaisseaux qu'on a cru voir dans leur épaisseur ne sont que des infiltrations produites artificiellement par les injections.

Une observation très-intéressante est rapportée par le Dr Sylvestre (Paris, 1858). Elle nous aidera à comprendre suivant quel mécanisme on peut espérer l'oblitération des veines par le perchlorure de fer. Il s'agit d'un homme dans les veines duquel on injecta cette substance et qui mourut vingt jours après d'une affection pulmonaire. On put à loisir examiner l'état du vaisseau. Les parois veineuses parurent augmentées de volume, plissées et comme ramassées sur elles-mêmes. Le caillot était dur, non friable et très-consistant; en essayant de le détacher de la veine avec laquelle il avait contracté des adhérences d'une très-grande résistance, on arrachait en même temps une mince pellicule qui a paru être formée par la membrane interne du vaisseau. En incisant le caillot, on observa qu'il était formé de deux couches concentriques, très-distinctes par la couleur : l'une périphérique, était jaunâtre, d'un tissu homogène, élastique; l'autre centrale, noirâtre, grenue et friable. Il a semblé que la première était surtout constituée par de la fibrine.

L'étude du mécanisme suivant lequel les injections coagulantes de perchlorure de fer produisent l'oblitération nous montrera dans quelle mesure on doit attendre de cette méthode une guérison définitive.

Nous avons vu que dans la cautérisation une portion de la veine d'une longueur de 2 à 3 centimètres environ était totalement détruite et éliminée, c'est même sur cette excision que nous avons fait reposer la solidité et la durée des résultats obtenus. Avec les injections il n'y a rien de semblable, ce vaisseau est conservé dans sa totalité, cette différence dans le mécanisme a son retentissement sur les résultats de l'opération. En effet, si le caillot vient à se résorber, la cavité de la veine se trouve prête au rétablissement de la circulation; ainsi s'expliquent les nombreuses récidives qui ont été signalées, et déjà nous pouvons dire qu'au point de vue de l'efficacité cette opération est inférieure à la cautérisation. Cependant des guérisons définitives ont été aussi obtenues, des observations ont été publiées et nous-même pendant notre séjour dans le service de notre bienveillant maître M. Benjamin Anger nous avons eu occasion de recueillir plusieurs faits favorables à l'usage des injections de perchlorure de fer. Nous avons vu notamment un malade sur lequel cette opération fut pratiquée, rester attaché au service de la salle à titre d'infirmier, et nous montrer quinze mois après des veines parfaitement oblitérées depuis longtemps il ne souffrait plus de ses varices, précédemment il avait eu un ulcère variqueux.

Cette inconstance dans les résultats n'est pas inexplicable. Puisque tout repose sur l'avenir du caillot il est nécessaire qu'il se maintienne. Au moment où il se forme dans la veine, par ses couches périphériques il adhère à la paroi interne du vaisseau, le travail inflammatoire qui se fait sur cette paroi la rend inégale, multiplie les points de contact et favorise l'adhésion du coagulum, adhésion que M. le professeur Robin a comparée à celle de la colle forte sur une planche. Peu à peu le caillot diminue de volume, se rétracte, si l'adhésion persiste, la veine suit ce mouvement de retrait et finit par être convertie en un cordon imperméable, impropre à la circulation; mais si au contraire la paroi résiste aux tiraillements du caillot, celui-ci continuant seul à diminuer de volume, bientôt la circulation se rétablit dans le vaisseau devenu libre. Ce qui nous autorise à penser qu'il en est ainsi c'est que nous avons observé, à l'hôpital Saint-Antoine, que la guérison définitive se produisait de préférence chez les malades dont les veines dilatées avaient encore des parois peu altérées et étaient entourées de tissus assez souples pour leur permettre de suivre le caillot dans son retrait. Au contraire, chez ceux dont les veines étaient comme des sinus creusés dans des tissus épaissis et indurés, la récidive était beaucoup plus fréquente. D'après ces faits il faudrait réserver l'injection de perchlorure de fer pour les cas où l'affection variqueuse n'est pas assez ancienne pour avoir entraîné des altérations profondes dans les parois veineuses et dans les tissus environnants, on éviterait ainsi beaucoup d'insuccès qui jettent un discrédit fâcheux sur cette méthode. C'est là une indication clinique d'une certaine importance.

Quant à l'innocuité, elle est complète; il y a sous ce rapport une analogie remarquable avec ce qui se passe dans la cautérisation au chlorure de zinc. Elle consiste en ce que le caillot est encore formé bien avant que la phlébite survienne, c'est une garantie sérieuse contre l'infection purulente. Les abcès qu'on observe quelquefois présentent rarement de la gravité. A plusieurs reprises nous avons entendu dire que l'embolie pulmonaire était une des conséquences possibles de l'injection de perchlorure de fer, à ce sujet nous nous sommes permis d'interroger notre excellent maître à tous, M. le professeur Gosselin, dont la carrière est si riche en faits bien observés, il nous a répondu qu'il n'en connaissait aucun exemple.

En résumé, l'injection de perchlorure de fer est une opération innocente, mais peu efficace à moins qu'on ne la réserve à certains cas particuliers.

Méthode de M. Rigaud, de Nancy.

Cette méthode consiste dans la dénudation et l'isolement des veines. Avant d'entrer dans les détails qu'elle comporte, nous ne pouvons nous empêcher de trouver entre elle et l'ancien procédé de Delpech (de Montpellier), une grande analogie. Dans ce dernier procédé, le malade étant couché, on fait aux téguments un pli transversal perpendiculaire à la direction de la veine variqueuse ; le pli est incisé d'un seul coup jusqu'à la base, il en résulte une incision d'un pouce parallèle à la veine, celle-ci est disséquée, isolée avec soin dans toute sa circonférence, on passe au-dessous d'elle une lumière d'amadou d'un demi-pouce de largeur sur 2 pouces de longueur dont on fixe les extrémités sur chacune des lèvres de la plaie à l'aide de bandelettes agglutinatives.

La plaie qu'on a soin de recouvrir d'un léger plumasseau de charpie enduit de cérat ne tarde pas à s'engorger, elle suppure ; le vaisseau soutenu par l'amadou devient rouge, se couvre de bourgeons celluleux, et forme un cordon aplati, plein et manifestement oblitéré par l'inflammation adhésive qui s'est propagée de la surface extérieure aux parois de la cavité intérieure de la veine. La lanière d'amadou, maintenue libre à la faveur du suintement purulent dont elle est humectée, peut facilement être supprimée, il suffit de la retirer par un de ses bouts. Le vaisseau que l'amadou avait tenu isolé forme après l'extraction de celui-ci une sorte de pont solide qui s'affaisse lentement lorsqu'il cesse d'être soutenu. Au dixième jour environ, la plaie est cicatrisée et la veine cachée sous la cicatrice (Gaspard). Il est difficile de voir dans cette description autre chose que la dénudation et l'isolement des veines, c'est le même manuel opératoire, les mêmes phénomènes font suite à l'opération ; plus loin l'auteur ajoute qu'il a été témoin de plusieurs observations vraiment curieuses. Nous sommes porté à croire que les phénomènes de physiologie pathologique, consécutifs à l'opération, sont exactement les mêmes que ceux qui suivent l'opération de M. Rigaud, et c'est par une tout autre cause que l'inflammation qu'on doit expliquer la formation des caillots.

Le mémoire que M. Rigaud a présenté à l'Académie des sciences et à la Société de chirurgie étant inédit, nous puisons nos renseignements suivants dans le mémoire de M. Albert Bergeron.

Le manuel opératoire se compose de trois temps : l'incision, la dénudation, et l'isolement.

M. Rigaud incise la peau sur un pli dont un aide tient une extrémité, tandis que le chirurgien fixe l'autre, et qui est établi au niveau des segments veineux que l'on veut dénuder. L'incision doit avoir 4 centimètres à peu près. Il n'y a pas d'aponévrose à inciser, la veine étant superficielle, et l'on arrive immédiatement sur elle. Il faut la dénuder.

La dénudation se fait avec les pinces et la sonde cannelée. On saisit l'enveloppe cellulaire avec les pinces et perpendiculairement à la direction du vaisseau, puis on la déchire avec la sonde cannelée en formant comme une boutonnière. On prend alors avec les pinces une des lèvres de la boutonnière, on l'écarte du côté correspondant et, à l'aide de l'extrémité de la sonde cannelée engagée entre l'enveloppe celluleuse et les tuniques veineuses, on isole le vaisseau de ce côté, en imprimant à la sonde des mouvements de va-et-vient dans le sens de la longueur ; on en fait autant du côté opposé. La veine étant suffisamment dénudée sur une longueur de 2 à 3 centimètres, on passe au troisième et dernier temps de l'opération, à l'isolement.

Pour cela on soulève le vaisseau sur la sonde cannelée passée en travers, tout comme on le fait pour charger l'artère dans la ligature. Enfin, dans la cannelure de la sonde, on fait glisser un stylet aiguillé muni soit d'un tube de caoutchouc de la largeur de 2 centimètres au plus, de 10 à 15 centimètres de longueur, et dont les deux extrémités sont réunies autour de la jambe au moyen d'un fil lâche. Un simple ruban de linge pourrait suffire à la rigueur. La veine est ainsi isolée des parties profondes, couchée pour ainsi dire sur le ruban de caoutchouc qu'on a interposé.

Quant au mode de pansement consécutif, il est à peu près nul : ou on laisse la plaie à l'air libre, ou bien on se contente d'appliquer des compresses imbibées d'eau fraîche. Plus tard, quand la veine s'est rompue, on fait un pansement simple jusqu'à complète cicatrisation.

Après l'opération la douleur est modérée. Dès le lendemain on trouve la veine dénudée augmentée de volume, sa surface est d'un rouge brunâtre. Elle est encore molle sous le doigt, mais d'une mollesse pâteuse qui indique qu'une coagulation commence à s'effectuer. La coagulation veineuse s'étend peu à peu vers la périphérie et vers le cœur. Trois jours environ après l'opération, la veine commence à diminuer de volume, la coloration est plus foncée, la consistance plus dure. Bientôt des bourgeons charnus couvrent la surface de la plaie ; cependant la veine diminue de plus en plus, elle s'amincit, se momifie pour ainsi dire et finit par se rompre. En haut et en bas dans les deux angles opposés de la plaie, persistent pendant un certain temps deux petites nodosités, qui ne sont autre chose que les deux petits moignons des dilatations variqueuses solides, durs, parfaitement cicatrisés et qui ne tardent pas à se confondre avec la cicatrice générale.

M. Rigaud, cite 150 observations heureuses, dans trois cas seulement l'infection purulente tua les malades, mais dans ces trois cas la veine pendant l'opération avait été piquée ; ce triste résultat d'après lui est bien plus propre à rehausser la valeur des méthodes de traitement dans lesquelles les plaies des veines ne sont pas nécessaires qu'à les diminuer. M. le professeur Gosselin a lui-même pratiqué cette opération plusieurs fois, la suite de l'opération a toujours été très-simple et le résultat heureux.

Si l'on se demande comment les choses se passent à la suite de la dénudation, avec M. Albert Bergeron, nous sommes disposé à croire qu'il se produit une eschare de la veine. Par le fait de la dénudation, les vaisseaux qui se rendent dans la tunique externe et dans la tunique moyenne de la veine sont détruits, la nutrition par suite des parois veineuses est très-compromise, et l'épithélium qui tapisse la face interne du vaisseau est influencé par ces troubles de nutrition. Ses qualités physiques changent probablement, il agit alors à titre de corps étranger en contact avec le sang et provoque la congestion de ce liquide, et une fois commencée la coagulation a une tendance à s'étendre. Plus tard sur les limites de la portion dénudée il se fait un travail inflammatoire qui a pour but d'éliminer l'eschare; ainsi se trouve réalisé le mécanisme de l'excision comme nous l'avons vu pour la cautérisation ; c'est là une garantie sérieuse contre le retour de la perméabilité. De plus, si nous considérons que la coagulation suit de près la dénudation, nous observerons que dans cette méthode la phlébite, qui se fait sur les limites de l'eschare, ne se produit que lorsque la cavité de la veine est protégée par un coagulum; nous retrouvons ici la même garantie contre l'infection purulente que dans la cautérisation au chlorure de zinc et dans les injections de perchlorure de fer. Avec son efficacité et son innocuité, cette méthode thérapeutique est passible d'un reproche, il faut inciser les téguments, elle expose donc aux complications ordinaires des plaies. Malgré cet inconvénient on ne peut nier l'importance des services qu'elle a déjà rendus, toutefois on ne peut se prononcer d'une manière absolue sur l'avenir qui lui est réservé, il faudrait pour cela que cette opération eût été pratiquée un plus grand nombre de fois.

CONCLUSIONS.

L'affection variqueuse des membres inférieurs est assez sérieuse pour mériter plus d'attention qu'on ne lui en accorde généralement. Dans certains cas, il est utile d'avoir recours au traitement curatif.

Tous les procédés de ligature sont mauvais, parce que la phlébite y joue le principal rôle. Ils sont dangereux et exposent aux récidives.

La cautérisation est une méthode réellement utile, parce que l'excision qui en résulte est une garantie contre le retour de la perméabilité. Parmi les procédés qu'elle comprend, la cautérisation avec la potasse caustique, et avec la pâte de Vienne, est très-efficace, mais expose à l'hémorrhagie et à l'infection purulente, tandis que la cautérisation avec le chlorure de zinc joint à l'efficacité une plus grande innocuité.

Les injections de perchlorure de fer constituent un bon moyen d'oblitérer des veines variqueuses dont les parois sont souples et élastiques ; en dehors de ces cas elles exposent aux récidives.

La méthode de la dénudation et de l'isolement des veines est capable de fournir de bons résultats, les observations de M. Rigaud en font foi ; mais pour qu'elle soit jugée définitivement au point de vue de l'efficacité et de l'innocuité, il est nécessaire que son usage se généralise davantage.

Paris. A. PARENT, imprimeur de la Faculté de Médecine, rue Mr-le-Prince. 31.

www.ingramcontent.com/pod-product-compliance
Ingram Content Group UK Ltd.
Pitfield, Milton Keynes, MK11 3LW, UK
UKHW020407220726
13923UKWH00004B/1794

9 782019 296605